AF295212

A Cura do Câncer com Bicarbonato de Sódio

–

Fraude ou Milagre?

Bicarbonato de Sódio na Prevenção e Tratamento de Todas as Doenças e Enfermidades

Peter Carl Simons

Introdução

Ao utilizar este livro, você aceita este aviso legal na íntegra.

Nenhum conselho

O livro contém informações. As informações não são conselhos e não devem ser tratadas como tal.

Se julga estar a sofrer de alguma condição médica, você deve procurar assistência médica imediata. Você nunca deve adiar a procura de aconselhamento médico, desconsiderar o aconselhamento médico ou descontinuar tratamentos médicos baseado na informação do livro.

Sem representações ou garantias

Na extensão máxima permitida pela lei aplicável e sujeita à secção abaixo, nós excluímos todas as representações, garantias e compromissos relacionados com o livro.

Sem prejuízo da generalidade do parágrafo anterior, nós não representamos, realizamos ou garantimos:

- que a informação no livro é correta, precisa, completa e não enganosa;

- que o uso da orientação no livro irá levar a qualquer determinado desfecho ou resultado.

Limitações e exclusões de responsabilidade

As limitações e exclusões de responsabilidade estabelecidas nessa secção e noutras partes deste aviso: estão sujeitas à secção 6 abaixo; e governam todas as responsabilidades decorrentes do aviso ou em relação ao livro, incluindo responsabilidades decorrentes de contrato, por ato ilícito (incluindo negligência) e por violação do dever estatutário.

Nós não seremos responsáveis perante você em relação a quaisquer perdas decorrentes de qualquer evento ou eventos além do nosso controle razoável.

Nós não seremos responsáveis perante você em relação a quaisquer perdas comerciais, incluindo, sem limitação, perda de ou danos nos lucros, rendimentos, receitas, uso, produção, poupanças antecipadas, negócios, contratos, oportunidades comerciais e património de marca.

Nós não seremos responsáveis perante você em relação a qualquer perda ou corrupção de quaisquer dados, bases de dados ou software.

Nós não seremos responsáveis perante você em relação a quaisquer danos ou perdas consequentes, indiretas ou especiais.

Exceções

Nada neste aviso deve: limitar ou excluir a nossa responsabilidade pela morte ou danos pessoais resultantes de negligência; limitar ou excluir a nossa responsabilidade por fraude ou representação fraudulenta; limitar qualquer uma das nossas responsabilidades de uma forma que não é permitida ao abrigo da lei aplicável; ou excluir qualquer uma das nossas responsabilidades que não podem ser excluídas ao abrigo da lei aplicável.

Divisibilidade

Se uma secção deste aviso for determinada por qualquer tribunal ou outra autoridade competente como sendo ilegal e/ou inaplicável, as outras secções deste aviso continuam em vigor.

Se qualquer secção ilegal e/ou inaplicável for legal ou aplicável se uma parte for eliminada, essa parte será considerada para eliminação e a restante secção irá continuar em vigor.

Lei e jurisdição

Este aviso será regido e interpretado em concordância com as leis suíças e quaisquer disputas relacionadas com este aviso estarão sujeitas à jurisdição exclusiva dos tribunais da Suíça.

Introdução

O câncer é uma doença que tem origem na proliferação de células anormais no corpo. Essas células anormais crescem fora de controle, e formam caroços ou massas de tecido, que são chamadas de tumores. No entanto, os tumores não crescem em todos os casos. Por exemplo, no caso da leucemia, o câncer ataca proibindo a função normal do sangue. As células anormais se dividem na corrente sanguínea, e assim impedem que o sangue desempenhe suas funções normais no corpo. Os tumores do câncer podem crescer e começar a interferir com alguns sistemas do corpo, como o nervoso, circulatório, reprodutivo e digestório. Eles também podem emitir certos hormônios, que alteram a maneira normal como o corpo funciona.

A Organização Mundial da Saúde (AMS) estima que houve mais de 14 milhões de novos casos de câncer no mundo todo a partir de 2012, e 8.2 milhões de mortes relacionadas ao câncer. A Sociedade Americana do Câncer também identificou o câncer como causa de uma a cada quatro mortes nos Estados Unidos da América, tornando-o assim a segunda causa mais comum de mortes no país.

Como o Câncer Afeta o Corpo

As células cancerígenas têm diferentes maneiras de afetar o corpo. Elas podem afetar o sistema linfático prendendo-se nos nódulos linfáticos e começando a crescer a partir dali. O sistema linfático geralmente captura e destrói bactérias e outros organismos prejudiciais no corpo, incluindo células cancerígenas. Com uma proliferação de células cancerígenas ali, o capacidade do sistema linfático de desempenhar seu papel seria drasticamente afetada.

No sangue, as células cancerígenas podem se multiplicar e se espalhar pela corrente sanguínea. O sangue circula pelo corpo carregando oxigênio e nutrientes para as células do corpo, garantindo seu funcionamento adequado. Ela também remove resíduos para eliminá-os do corpo. Quando o sangue não é fornecido adequadamente, ou sua circulação é alterada, as células e os tecidos do corpo podem morrer.

No sistema hormonal ou endócrino, que é uma rede de glândulas e órgãos no corpo cuja função é produzir hormônios, as células cancerígenas podem produzir hormônios que circulam pelo corpo e causam sintomas conhecidos como síndrome paraneoplásica. Por exemplo, o câncer de pulmão pode produzir hormônios que causam dormência nos dedos dos pés e mãos, fraqueza e tonturas.

O sistema do corpo que pode ser mais afetado pelo câncer é o sistema imunológico. Seu principal papel no corpo é protegê-lo de doenças e infecções causadas por fungos, bactérias, vírus ou parasitas. Ele responde de maneira que o invasor seja atacado, restringido e vencido. As células cancerígenas podem enfraquecer o sistema imunológico, e torná-lo incapaz de desempenhar seu papel na luta contra doenças. Elas podem fazer isso espalhando-se para a medula óssea, que produz as células do sangue que ajudam a lutar contra infecções. Prejeudicaria então a capacidade da médula óssea de produzir células sanguíneas suficientes para seu propósito.

As células cancerígenas podem afetar todos os sistemas no corpo. As células crescem e encontram seu caminho pelo corpo usando o sistema circulatório, e então destroem os tecidos saudáveis, em um processo conhecido como invasão. As células também podem crescer; fazer células do sangue alimentá-las, em um processo conhecido como angiogênese. Os tumores podem crescer e se tornar benignos ou malignos.

Causas do Câncer

Complexo como o câncer é, ele têm numerosas causas. Neste segmento, vamos explorar as possíveis causas do câncer a fim de entender melhor o funcionamento da doença.

1. Genética – Hereditária

Esta não é uma causa muito comum para o câncer, porque o câncer é criado a partir de uma única célula sobrevivente que se desenvolve durante toda a vida da pessoa. No entanto, alguns tipos de câncer foram ligados ao histórico familiar. Com os avanço na biologia genética e molecular, houve casos mostrando como as mudanças nas células podem se basear nos genes herdados para acelerar o desenvolvimento do câncer.

2. Exposição ao Sol ou Raios Ultravioleta

Outra causa de câncer é a exposição aos raios ultravioletas emitidos pelo sol. Acredita-se que até 95% dos cânceres de pele são causados por contato excessivo dos raios ultravioletas do sol com a pele. A radiação ultravioleta também pode vir de câmaras de bronzeamento, lâmpadas de sol e solários. O dano à pele ocorre quando a radiação danifica os materiais genéticos (DNA) nas células da pele, também conhecido como queimadura solar. Uma vez que o dano acontece e se acumula com o tempo, as células começam a crescer descontroladamente, causando o câncer de pele.

3. Uso de Tabaco

Esta é a principal causa do câncer e das mortes relacionadas à doença no mundo. O tabaco causa muitos tipos de câncer, e não há maneiras conhecidas seguras de usar tabaco. A fumaça contém mais de 7000 substâncias químicas, e mais de 10% dessas substâncias são cancerígenas, ou seja, podem causar câncer. Algumas das substâncias químicas cancerígenas contidas nos cigarros hoje em dia incluem: nicotina, cianida, metanol, amônia, monóxido de carbono, cloreto de vinilo, cádmio e crômio, para mencionar apenas algumas.

4. Escolhas Alimentares Ruins

Uma das causas mais prováveis do câncer são os alimentos que consumimos. Alimentos causadores de câncer são notáveis entre os alimentos que comemos diariamente, e uma bom número de pessoas nem percebe. Comer alimentos que têm alto teor de sal expõe as pessoas ao risco de câncer. Isso porque o sal aumenta o risco de câncer ao danificar o revestimento do estômago, causando inflamação ou tornando o revestimento do estômago mais sensível às substâncias químicas causadoras de câncer. Alguns alimentos que consumimos contém cancerígenos que causam câncer. A maneira como alguns alimentos são processados também os torna perigosos riscos de câncer. Por exemplo, tomates frescos são conhecidos por ter capacidade de lutar contra o câncer, mas quando são processados e enlatados, eles aumentam o risco de câncer. Isso se deve à presença de uma substância química chamada de Bisfenol-A ou BPA, que forma o revestimento de quase todos os alimentos enlatados. Essa substância química tem efeitos prejudiciais à saúde comprovados. Carnes vermelhas e processadas também foram ligadas ao câncer de intestino. Óleos hidrogenados, batata frita, pipoca de microondas, açúcares refinados, refrigerantes e farinha de trigo são todos alimentos que contém propriedades que foram ligadas ao desenolvimento do câncer no corpo.

5. Outros Cancerígenos

Um cancerígeno é uma substância química que está diretamente envolvida na causa do câncer. Essas substâncias podem ter a capacidade de danificar células e interromper o processo metabólico das células. Embora algumas sejam conhecidas por se associar à substâncias no ambiente, alimentos e tabaco, algumas podem ser consumidas de outra forma. A gasolina, por exemplo, contém aromáticos, álcool, benzeno nas tintas e adesivos, amianto em telhas e pisos são todos cancerígenos com forte potencial para causar um ou outro tipo de câncer.

6. Fatores de Estilo de Vida

Além das escolhas alimentares e do uso de tabaco, certos aspectos da vida diária podem tornar alguém vulnerável ao câncer. A falta de exercícios e atividades físicas é uma das escolhas de vida que causam aumento no risco de câncer. A obesidade e estar acima do peso foi identificada como a segunda maior causa de câncer no Reino Unido, em um estudo recente. Isso acontece porque os tecidos gordos são conhecidos por produzir quantidades excessivas de estrogênio e altos níveis deste hormônio são ligados aos cânceres de mama e endométrio.

Pessoas com excesso de peso também têm níveis mais altos de insulina em seu sangue, o que pode levar ao desenvolvimento de certos tumores. Além disso, células com gordura também produzem adipocinas, como a leptina, que podem estimular ou inibir o crescimento da célula. Pessoas obesas também são conhecidas por ter um crônico baixo nível de inflamação, o que também foi associado ao câncer.

Tipos de Câncer

Há mais de 100 tipos diferentes de câncer. Para conhecimento e possível resposta a acontecimentos, vamos dar uma olhada em alguns dos tipos mais comuns de câncer como parte deste estudo.

1. Câncer de Pulmão

O câncer de pulmão refere-se à presença de um tumor maligno nos pulmões, o que é possível devido ao crescimento descontrolado de células nos tecidos do pulmão. Os sintomas mais comuns do câncer de pulmão são a tosse excessiva, perda de peso inexplicada, dores no peito e falta de ar. Há dois principais tipos de câncer do pulmão, câncer de pulmão de células pequenas e câncer de pulmão de células não-pequenas. O tipo de câncer do pulmão determina a opção de tratamento a ser adotada. A Sociedade Americana de Câncer em 2016 estima que mais de 200,000 novos casos de câncer de pulmão serão diagnosticados só nos Estados Unidos, e esses levarão a mais de 150,000 mortes.

2. Câncer de Próstata

O câncer de próstata é o segundo tipo mais comum de câncer entre os homens. Ele começa quando as células da glândula da próstata começam a crescer de maneira incontrolável. Embora algumas células do câncer de próstata possam crescer e se espalhar muito rapidamente, a maioria cresce muito lentamente. A glândula da próstata está posicionada abaixo da bexiga e em frente ao reto. Seu tamanho aumenta com a idade. O câncer de próstata se desenvolve das células da glândula, que são as células que produzem o líquido da próstata, que é adicionado ao semen que os homens produzem. A Sociedade Americana do Câncer, estima que mais de 180,000 novos casos de câncer de próstata serão dianosticados em 2016, e desses, mais de 25,000 mortes ocorrerão. Os sintomas mais comuns do câncer de próstata são: sangue na urina ou semen, dor nos quadris ou costas, disfunção erétil, fluxo urinário fraco ou lento e urinação frequente.

3. Tumor Cerebral

O cérebro humano é composto de células, e quando elas se dividem e crescem anormalmente, o câncer de cérebro ocorrerá. A divisão anormal de células levará da formação de um tumor que afeta a sensação, memória, controle muscular e outras funções do corpo. O tumor cerebral, também conhecido como neoplasia intracraniana, é categorizado em dois tipos. Estes são o tumor primário, que inicia o crescimento dentro do cérebro e o tumor secundário, que se espalha a partir de outro lugar. Os sintomas comuns do tumor cerebral são: dor de cabeça, náuseas, vômitos, convulsões e problemas de sonolência e equilíbrio. Apenas cerca de 1 em 140 homens ou 1 em 180 mulheres têm a chance de desenvolver tumores cerebrais em sua vida.

4. Câncer de Mama

Quando as células na mama começam a crescer anormalmente e se espalhar de maneira descontrolada, o câncer de mama surge. As células frequentemente formam tumores que podem ser identificados por raios X ou sentidos como um caroço. Se conseguirem crescer, essas células podem se espalhar e invadir tecidos vizinhos. O câncer de mama é mais comum em mulheres do que em homens. Os possíveis sintomas de câncer de mama incluem: inchaço de parte da mama ou total, dor na mama ou mamilo, corrimento de mamilo, vermelhidão, escamação ou espessamento do mamilo.

5. Câncer Cervical

A cervix é a parte inferior do útero. O câncer cervical ocorre quando as células do colo do útero crescem anormalmente e se espalham. As mulheres que têm câncer cervical não têm sintomas imediatos. Os sintomas só começam quando as células cancerígenas se tornam invasivas e crescem em tecidos próximos. Alguns dos sintomas comuns de câncer cervical incluem os seguintes: relações sexuais dolorosas, sangramento vaginal anormal, como sangramento intenso após a relação sexual, sangramento após a menopausa e sangramento mais pesado do que o habitual durante os períodos menstruais. O corrimento incomum pode ser observado na vagina, misturando-se com o sangue durante períodos menstruais ou após a menopausa.

6. Câncer de Ovário

O câncer de ovário é o tipo de câncer que se forma no ovário. Ela se origina da divisão e crescimento anormal de células no ovário, e isso pode acontecer sem mostrar os principais sintomas até que tenha progredido e invadido outros tecidos do corpo. O risco de câncer de ovário é alto em mulheres que tiveram maiores taxas de ovulação em suas vidas, incluindo aquelas que podem não ter tido filhos, aquelas que começaram a ovulação em uma idade mais jovem e as mulheres que chegaram à menopausa em uma idade mais avançada. Pode haver vários sintomas de câncer de ovário. Alguns deles incluem: fadiga, dor de estômago, dor pélvica ou abdominal, problemas urinários como alta freqüência de urinar, dor nas costas, dor durante a relação sexual, constipação, inchaço abdominal e perda de peso inexplicada.

7. Câncer de Pele

Refere-se ao tipo de câncer que cresce a partir da pele. Desenvolve-se a partir do desenvolvimento anormal de células na pele, que podem crescer e invadir outros tecidos do corpo. Existem três tipos principais de câncer de pele: câncer de pele de células basais, câncer de pele de células escamosas e melanoma. Mais de 90 por cento dos casos de câncer de pele são causados pela exposição aos raios ultravioleta do sol. Isso se aplica a todos os três tipos de câncer mencionados anteriormente. Os sintomas que estão associados com câncer de pele incluem: úlceras na pele, descoloração da pele, vermelhidão incomum, descamação e manchas espessas na pele.

8. Câncer de Pâncreas

O pâncreas é um órgão glandular atrás do estômago, que é mais famoso por secretar o hormônio de regulação do açúcar, a insulina. As células anormais podem crescer no pâncreas, multiplicando-se e formando uma massa. O câncer de pâncreas raramente ocorre em pessoas com menos de 40 anos. Os fatores de risco envolvidos no câncer de pâncreas incluem: tabagismo, obesidade, diabetes e algumas condições genéticas raras. No entanto, 25 por cento dos casos de câncer de pâncreas estão ligados ao tabagismo. O câncer do pâncreas geralmente se espalha para o fígado, e esta é a situação conhecida como icterícia. Alguns dos sintomas comumente associados ao câncer de pâncreas são: urina escura, prurido na pele, fezes claras ou gordurosas, dor de barriga ou dor nas costas, perda de peso, falta de apetite, coágulos sanguíneos, aumento da vesícula biliar ou do fígado, náuseas e vômitos, diabetes e anormalidades em tecidos gordurosos.

9. Câncer de Útero

Este é o câncer do útero e é o câncer mais comum do sistema reprodutivo das mulheres. O câncer uterino começa quando células saudáveis no útero mudam e crescem descontroladamente, formando um tumor. Os dois principais tipos de câncer uterino são adenocarcinoma e sarcoma. A Sociedade Americana do Câncer estima que em 2016, mais de 60,000 mulheres serão diagnosticadas com câncer uterino. Entre essas, mais de 10,000 morrerão da doença. O sintoma mais comum deste tipo de câncer é o sangramento vaginal, que vai desde fluxos aquosos e sangrentos até outros corrimentos, que normalmente contêm sangue.

Outros sintomas desta doença incluem: dificuldade e dor ao urinar, relações sexuais dolorosas, dor na região pélvica e sangramento uterino anormal em mulheres pré-menopáusicas. Um tumor ou massa pélvica é geralmente sentido em dez por cento das mulheres com câncer uterino.

10. Câncer Coloretal

Chama-se também de câncer de intestino e é o desenvolvimento de câncer no cólon ou reto. As células anormais nesses órgãos podem crescer e se espalhar para outras partes do corpo. A maioria dos cânceres colorretais são resultado de idade avançada e fatores de estilo de vida. Os fatores de estilo de vida que podem colocar alguém em risco de câncer colorretal são obesidade, tabagismo e falta de exercícios físicos. Fatores alimentares, como ingestão de carne vermelha, carne processada e álcool também colocam as pessoas em risco de ter este tipo de câncer. Pessoas com idade acima de 50 anos devem ser examinadas para este tipo de câncer, porque os exames e detecção precoce são eficazes para a prevenção de mortes por câncer colorretal. Os sintomas do câncer colorretal são: diarréia, constipação, sangue nas fezes, dor abdominal, inchaço no abdômen, vômitos, fadiga, perda de peso, nódulos na barriga e uma inexplicável deficiência de ferro nos homens, ou em mulheres após a menopausa.

A Cura do Bicarbonato de Sódio para o Câncer

O que é Bicarbonato de Sódio?

O Bicarbonato de Sódio (NaHCO3) é comumente chamado pelo mesmo nome e é uma substância natural, utilizada no corpo humano para regular os níveis de pH na corrente sanguínea. Ele contrabalança principalmente o nível de pH no corpo contra o acúmulo de ácidos que podem ser prejudiciais para o corpo. O bicarbonato de sódio tem um sabor salgado e alcalino, e é usado como um agente fermentador no cozimento. Ele ajuda a neutralizar os componentes ácidos da massa no processo de cozimento, e a neutralização libera dióxido de carbono e leva à expansão de alimentos cozidos. Ele também pode ser usado para amaciar legumes e para deixar a carne mais macia.

Como Funciona?

O bicarbonato de sódio funciona de três maneiras principais. Em primeiro lugar, afeta os níveis de pH das células, equilibrando-o para a alcalinidade. Em segundo lugar, equilibra a tensão da célula e, em terceiro lugar, aumenta o CO_2 nas células, o que ajuda no processo de oxigenação.

O nível de pH dos tecidos e fluidos no corpo é muito importante e crítico para a boa saúde e bem-estar. Um pH próximo de 7,35 e 7,45 marca um nível mais alto de saúde e bem-estar. A capacidade de uma pessoa de ficar por longos períodos de tempo dentro dessa faixa de pH saudável aumenta notavelmente a capacidade da pessoa para lidar com doenças como resfriados, gripes e o início do câncer. O uso de bicarbonato de sódio no corpo ajuda a impulsionar a tendência para essa alcalinidade.

Quando o conteúdo ácido do corpo é muito alto, ele sinaliza uma situação potencialmente perigosa de saúde e pode significar o início de uma doença no sistema. Quando o corpo já não pode neutralizar ou mesmo eliminar esses ácidos, ele os move para os fluidos extra-celulares no sistema, e um pouco para os tecidos conjuntivos. Esta ação compromete a integridade celular.

Como o Bicarbonato de Sódio pode ajudar a Curar o Câncer

Os tumores malignos que formam o câncer no corpo geralmente têm como parte de sua composição células de crescimento muito rápido. A atividade celular rápida também presume o aumento do metabolismo celular. Isso também significa uma rápida taxa de uso de açúcar e carboidratos pelas células cancerígenas, para gerar energia.

Durante esta atividade celular rápida, formam-se alguns compostos que contêm ácido láctico e ácido pirúvico. A taxa rápida em que as células cancerígenas crescem torna difícil para o corpo limpar esses compostos e utilizá-los imediatamente quando são produzidos. Assim, uma preponderância dos compostos ácidos faz com que eles se acumulem no ambiente imediato do tumor do câncer.

Isto significa, em termos simples, que as células cancerígenas requerem um ambiente ácido para crescer e se espalhar tão rapidamente quanto o fariam naturalmente. Esta situação é reforçada pela atividade celular e as liberações de ácidos ao redor do tumor, o que explica a metástase dos tumores cancerígenos. Metástase refere-se à rápida disseminação de uma doença como o câncer, a partir de um órgão do corpo ou de uma parte do corpo para outras. Isso pode acontecer mesmo quando a parte do corpo afetada não está diretamente conectada à parte afetada.

Especialistas em câncer, portanto, sugeriram que o uso de compostos alcalinos para neutralizar o microambiente do tumor pode fazer o nível de pH dos tumores reduzir a acidez e impedi-los de crescer mais, ou parar completamente a sua propagação.

Um estudo publicado no Cancer Research Journal em 2009, percorreu um longo caminho para confirmar que o efeito alcalinizante do bicarbonato de sódio pode realmente parar o câncer. Os pesquisadores usaram um grupo de camundongos para provar sua hipótese, injetando-os com bicarbonato de sódio e provando a hipótese como verdadeira, pois mostraram que o composto causou a elevação do pH do órgão afetado. Demonstrou-se assim que o bicarbonato de sódio aumentou o pH dos camundongos e, portanto, reduziu a rápida propagação de células cancerígenas nos ratos induzidos com câncer da mama.

Os pesquisadores também descobriram que o bicarbonato de sódio inibe a colonização de outros órgãos por células cancerígenas circundantes, reduz o envolvimento dos nódulos linfáticos na transportação das células cancerígenas e reduz o involvimento do fígado e, assim, a propagação das células cancerígenas aos outros órgãos.

Além disso, Dr Tullio Simoncini, um médico da Itália que fez um trabalho incrível explorando o uso do Bicarbonato de Sódio como terapia alcalina contra o câncer, trouxe visões interessantes para o campo. Ele mostrou em pesquisas que o bicarbonato de sódio interrompe o ambiente confortável de que o tumor precisa para prosperar. O bicarbonato de sódio tem um nível de pH 10, tornando-o o antídoto perfeito para a acidez. Ele pode ser administrado clinicamente de forma intravenosa. Também foi provado que a alcalinidade pode matar micróbios em células cancerígenas e transformá-las em células normais.

O Processo de Tratamento com Bicarbonato de Sódio

Com base em estudos e na noção de que o bicarbonato de sódio é seguro e tolerado pelo corpo, renomados especialistas médicos, como Dr. Julian Whitaker, praticante bem conhecido da medicina alternativa e operador Instituto de Bem-Estar Whitaker, em Newport Beach, California, adotou e implementou com sucesso protocolos de tratamento como parte de um grande programa de apoio nutricional e imunológico aos pacientes com câncer.

Para o protocolo Whitaker, o uso recomendado é 12g, ou duas colheres de chá de bicarbonato de sódio misturadas em dois copos de água. Um adoçante de baixa caloria pode ser usado para diluir o gosto salgado. Deve ser tomado ao longo de duas horas, e repetido um total de três vezes por dia.

Dr. Mark Sircus, um acupunturista e médico da medicina oriental e pastoral traçou métodos baseados em seus longos anos de experiência clínica e na experiência de outros médicos no mundo todo. Ele compartilhou em um de seus comentários sobre câncer, a história de um homem chamado Vernon Johnston, que usou o bicarbonato de sódio oralmente (1 colher de chá de bicarbonato de sódio misturada a 1 colher de melaço em um copo de água) e elevou seu pH urinário para 8.5 em apenas cinco dias, e dentro de duas semanas, ele voltou ao seu médico, e séries de exames confirmaram que seus ossos estavam livres do câncer. Vernos havia sido diagnosticado com câncer de próstata, que havia se espalhado para seus ossos. Seus resultados mostraram que seu antígeno específico da próstata, PSA (a proteína usada para determinar a severidade do aumnto da próstata ou do câncer de próstata) havia caído de 22.3, no momento da diagnose, para 0.1.

Outro protocolo de bicarbonato de Sódio sugere que 90 colheres de chá de xarope de bordo devem ser misturadas a 30 colheres de chá de bicarbonato de sódio. O xarope deve ser aquecido até se tornar menos viscoso. O bicarbonato deve ser então misturado e dissolvido por 5 minutos, até se dissolver completamente. Isso deve dar à pessoa pelo menos 10 dias de remédio de bicarbonato de sódio. Entre 5 e 7 colheres de chá do remédio por dia são recomendadas para os pacientes com câncer.

Aviso

Mesmo que oo uso do bicarbonato de sódio como um tratamento para o câncer já tenha sido estabelecido, é importante notar que seu uso ainda pode ter implicações para a saúde. Manter o nível de pH do corpo com o uso de bicarbonato de sódio pode causar alcalose metabólica – uma condição em que o pH de um tecido é elevado acima do alcance normal, e causa desequilíbio de eletrólitos. O desequilíbrio de eletrólitos pode levar à pressão alta e outros problemas relacionados. Alguns especialistas sugeriram que os pacientes com câncer devem tomar apenas ¼ ou meia colher de chá bicarbonato de sódio na água oralmente algumas vezes por dia. Isso porque esta substância, se consumida em excesso, pode causar sérias repercursões em vários órgãos do corpo. O risco de contaminação por alumínio também foi identificado em alguns tipos de bicarbonato de sódio.

O tratamento com bicarbonato de sódio não deve ser utilizado individualmente, e sim em conjunto com um maior protocolo que deve combinar o cloreto de magnésio, selênio, limpeza intestinal e uma abordagem naturopática às dietas.

A infusão intravenosa de bicarbonato de sódio deve ser feita por um médico muito experiente e conhecedor desta área da medicina.

Outros efeitos conhecidos do bicarbonato são enxaqueca, náusea, fraqueza nos músculos, reflexos lentos e confusão, inchaços dos tornozelos e pés, fezes negras e dores severas de estômago. Um homem sofreu uma ruptura nas paredes do estômago depois de tomar bicarbonato de sódio na água para lidar com uma indigestão após uma refeição pesada.

O bicarbonato de sódio geralmente não é administrado a todos, especialmente pessoas que estão: grávidas ou amamentando, tomando quaisquer outros remédios (com prescrição ou não), tomando preparos herbais ou suplementos alimentares, têm problemas cardíacos, de fígado ou rins, ou tem alergia a medicamentos, alimentos ou outras substâncias.

É importante notar que um médico ou equipe médica treinada deve ser contatada se qualquer um dos sinais e sintomas do câncer expressados anteriormente nesta publicação forem observados. Por favor, consulte seu médico e explique os sinais e sintomas notados. É perigoso proceder com o tratamento de bicarbonato de sódio sem o auxílio e conselhos de pessoal médico trei-nado. Este tipo de ação deve ser desencora-jado e evitado.

Bicarbonato de Sódio e o Tratamento e Prevenção de Todas as Doenças e Enfermidades

Além do câncer, o bicarbonato de sódio pode ser usado para agir contra outras doenças. Pode ser aplicado como uma linha de frente de defesa contra uma variedade inquantificável de doenças, de gripe à diabetes, doenças dos rins, e resfriado comum.

Já que muitas doenças no corpo podem ser relacionadas à prevalência de ácidos no sistema, é importante notar as habilidades comprovadas do bicarbonato de sódio na neutralização desses ácidos. Por isso ele é comumente utilizado para tratar a acidose metabólica – uma situação em que há muito ácido no corpo. Porque é um eletrólito, ele neutraliza os ácidos em excesso no sangue, e restaura a normalidade dos níveis de pH.

A permanência de ácidos perigosos no corpo foi identificada como causa de muitas enfermidades. Diversas intervenções podem ser utilizadas para desintoxicar o corpo desses ácidos, e assim, restaurar a saúde normal. Um dos antiácidos que podem ajudar neste processo para a cura de muitas doenças é o bicarbonato de sódio.

Além de intervir para parar ou curar essas enfermidades e doenças, ele pode ajudar com sua prevenção. A desintoxicação é um processo conhecido para prevenir doenças que são relacionas à acidez. Por isso, se o sangue está desintoxicado antes de qualquer uma dessas enfermidades surgir, não há necessidade de buscar tratamento ou cura. Então o bicarbonato de sódio pode ajudar a prevenir qualquer tipo de doença ou enfermidade que tenha origem pelas toxinas do sangue.

No entanto, antes de esse composto ser usado para prevenção ou tratamento de qualquer enfermidade ou doença, um profissional médico deve ser consultado para aconselhamento.

Outros Tratamentos Conhecidos para o Câncer

Há outros tratamentos conhecidos para o câncer. Nós vamos explorar alguns deles abaixo:

1. Cirurgia

A cirurgia é usada para tratar câncer como um procedimento em que um cirurgião treinado remove o câncer do corpo. Frequentemente exige que o cirurgião corte através da pele, músculos e, às vezes, do osso. A área afetada é então cortada e removida do corpo para impedir que se espalhe e parar livrar o corpo de seus efeitos prejudiciais.

Porque esses cortes podem ser muito dolorosos, anestesia e analgésicos geralmente são administrados ao paciente antes de realizar a cirurgia. A cirurgia se provou um método muito eficaz de tratar o câncer e livrar o corpo de sua ruína.

2. Quimioterapia

A quimioterapia é um mecanismo de tratamento do câncer que usa medicamentos para destruir as células cancerígenas.Ela funciona interrompendo ou desacelerando o crescimento das células cancerígenas no corpo. Pode ser usada para curar o câncer livrando o corpo das celulas, diminuindo a chance de que retornem e interrompendo seu crescimento.

A quimioterapia também pode ter efeitos colaterais. Ela danifica as células saudáveis, e assim causa ferimentos na boca, náusea e perda de cabelo. Também traz o sentimento de fatiga e exaustão.

3. Radioterapia

Refere-se ao processo de usar altas doses de radiação para matar as células do câncer. Também pode ser usada para diminuir tumores. Pode curar o câncer, impedir que as células retornem e interromper ou desacelerar seu crescimento. A radiação pode ser utilizada para diminuir a dor associada ao câncer.

No entanto, a radiação não mata as células cancerígenas imediatamente. Pode levar dias ou semanas de tratamento antes de as células do câncer começarem a morrer. Depois disso, as células cancerígenas vão começar a morrer após semanas e meses do tratamento com radiação. Há dois tipos de tratamento com radiação para o câncer; radioterapia interna ou externa.

A radiação tem efeitos colaterais. Ela pode matar células saudáveis e assim impactar negativamente o corpo. O efeito mais comum da radiação é fatiga. Os médicos também sempre tomam precauções para limitar o dano causado às células saudáveis como resultado da radiação.

4. Terapia Hormonal

A terapia hormonal refere-se ao tipo de tratamento de câncer que impede ou desacelera o crescimento das células cancerígenas que usam hormônios para se desenvolver. As duas maneiras em que a terapia hormonal funciona são: bloqueando a cpacidade do corpo de produzir hormônios ou interferindo com a maneira como os hormônios se comportam no corpo.

A terapia hormonal é usada no tratamento de cânceres de próstata e cânceres de mama, que usam hormônios para crescer.

O efeito colateral que vem da terapia hormonal vai depender do tipo de terapia que está sendo administrada. Alguns dos efeitos colaterais comuns para as pessoas que recebem terapia hormonal são: ondas de calor, ossos enfraquecidos, diarréia, náusea, fatiga, baixa libido e mudanças de humor.

5. Transplante de Célula Tronco

Este tratamento restaura as células tronco formadoras de sangue nas pessoas que tiveram suas células destruídas por altas doses de quimioterapia ou radioterapia usadas para tratar determinados tipos de câncer. Transplantes de células tronco não trabalham diretamente contra o câncer, mas ajudam a pessoa a recuperar a capacidade de produzir células tronco após altas doses de quimio ou radioterapia.

Transplantes de célula tronco são frequentemente administrados a pessoas com leucemia e linfoma. O transplante de células tronco pode ter efeitos. A doença enxerto-contra-hospedeiro é um resultado comum do transplante. Essa é uma situação em que os glóbulos brancos no corpo do hospedeiro identificam as células doadoras como invasoras, e as ataca. Isso pode ser tratado com

esteróides ou outros medicamentos que re-
primem o sistema imunológico. Isso pode
criar espaço para infecções.

Conclusão – 'Prevenção é melhor do que Cura'

Embora tenhamos sido capazes de mostrar que o tratamento com bicarbonato do sódio para o câncer não é uma fraude e sim um milagre, vale lembrar o que o antigo ditado –é melhor prevenir do que curar – é adequado nessas situações. Escolhas de vida, exercícios, alimentação saudável e distância dos raios ultravioletas podem ajudar as pessoas a permanecerem livres do câncer. No entanto, se estiver doente e notar sintomas estranhos, por favor, visite seu médico para obter o diagnóstico e tratamento adequados.